<u>7 Étapes Pour Prévenir Le Diabète</u>

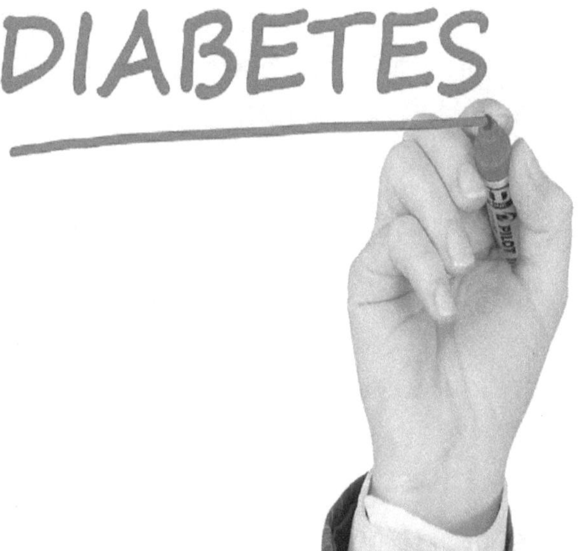

Le diabète est une des maladies qui freine l'organisme sur l'utilisation correcte de l'énergie fabriqué par les aliments. Environ 95 % des cas diagnostiqués émanent des diabètes de type 2.

Certains diabétiques sont incurables parce que c'est héréditaire, mais si on suit ses 7 conseils, on peut bien l'éviter....

Avant que le diabète de type 2 ne se développe pleinement, vous passez par une étape appelée pré-diabète. C'est à ce stade que vous commencez à présenter certains des symptômes qui, s'ils sont ignorés, peuvent conduire à un diabète complet.

Intégrez ces 7 points d'action dans votre routine quotidienne et vous pourriez empêcher cette maladie de vous arriver :

1) Si vous êtes en surpoids, vous risquez de développer un diabète. Réduisez la quantité de nourriture dans votre assiette afin de manger progressivement moins et de commencer à perdre du poids. Buvez un verre d'eau ou une boisson sans sucre avant votre repas pour éviter les douleurs de la faim

.

2) Réduisez la quantité de matières grasses que vous mangez ; faites griller ou cuire les aliments au lieu de les faire frire ; utilisez des pâtes à tartiner à faible teneur en matières grasses et des repas à faible teneur en matières grasses.

3) Vérifiez l'indice glycémique des aliments que vous mangez - savoir ce que chaque aliment

contient aide à maintenir vos glycémies, ce qui peut prévenir l'apparition complète du diabète.

4) Buvez au moins 8 verres d'eau par jour. Si vous gardez une bouteille d'eau avec vous et sirotez fréquemment, vous serez surpris de la quantité d'eau que vous buvez tout au long de la journée.

5) Si vous avez un petit creux, choisissez une collation saine plutôt qu'une barre de chocolat.

6) Utilisez du lait écrémé plutôt que du lait entier dans les boissons chaudes.

7) L'exercice est bon pour la santé. Mais si vous n'avez pas l'habitude de faire de l'exercice, commencez à en faire avec modération. Une marche douce de 15 minutes par jour vous permettra de faire régulièrement de l'exercice.

Tous ces points d'action sont également ceux que l'on conseille aux diabétiques de prendre - si vous les prenez maintenant, vous pourriez peut-être éviter des dommages irréparables à votre santé.

Pour mieux vous prendre en charge vous les diabétiques, je vous recommande Dr Eric Ménat.

8 Signes d'Un Symptôme De Diabète

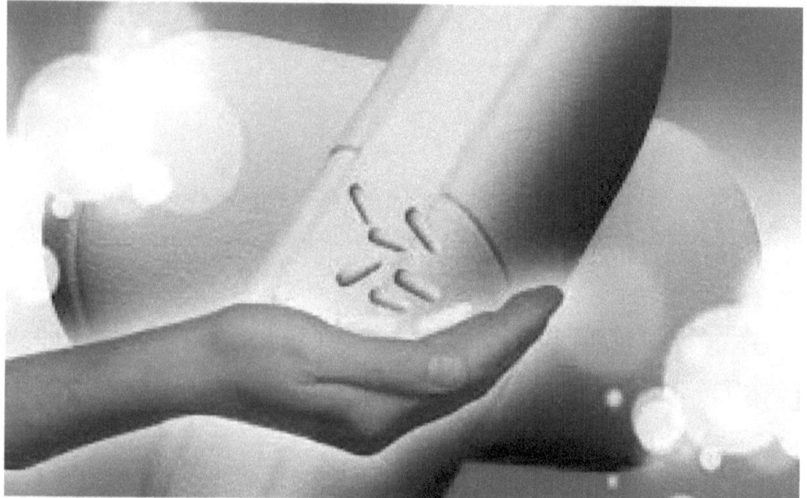

Dans un monde soucieux de sa santé, il est plus facile de repérer les symptômes du diabète à ses débuts, ce qu'on appelle le pré-diabète.

En découvrant et en remarquant les signes précoces du diabète, vous avez une chance de prévenir le diabète. Soyez attentif à ces 8 symptômes de pré-diabète...

Si vous présentez deux ou plusieurs de ces symptômes de pré-diabète, vous devriez sérieusement envisager de vous faire examiner :

1) si vous constatez que vous avez excessivement soif, et pas seulement après un exercice physique extrême ou par temps chaud.
2) vous semblez avoir constamment la bouche sèche - même si vous venez de boire.
3) si vous constatez que vous avez excessivement soif, et pas seulement après un exercice physique extrême ou par temps chaud.
4) vous avez une perte ou une prise de poids inattendue (Même si vous avez constamment faim et que vous mangez bien. Bien sûr, vous mangez peut-être des aliments inadaptés, ce qui aggraverait probablement votre symptôme de pré-diabète.).
5) vous vous sentez léthargique. Vous avez toujours l'impression de ne pas avoir d'énergie ; vous êtes tout le temps faible et fatigué.
6) Parfois, votre vision est floue - attention, des problèmes oculaires non traités causés par le diabète peuvent conduire à la cécité. Vous devriez vous faire examiner régulièrement les yeux, surtout en vieillissant, car vos yeux peuvent être le signal d'alerte précoce de nombreuses maladies, et pas seulement du diabète.
7) vous avez des coupures, des plaies ou des ecchymoses (surtout sur les pieds) qui sont lentes à guérir.
8) si vous avez des démangeaisons ou des douleurs excessives dans la zone génitale ou des

infections à levures (qui peuvent être mal diagnostiquées comme muguet), cela peut être le signe d'une trop grande quantité de sucre dans votre urine.

FACTEURS DE RISQUE DE MALADIE

Il existe différents types de diabète : pré-diabète, type 1, type 2, gestationnel et début de la maturité. En fonction de votre âge, de votre mode de vie et de vos antécédents familiaux, vous pouvez être plus susceptible de développer un diabète.

Par exemple, vous pouvez être plus susceptible de développer un diabète si l'un de ces facteurs s'applique à vous :

Vos antécédents familiaux sont afro-américains, amérindiens, asiatiques, insulaires du Pacifique ou hispano-américains/latino.

Vous avez un parent, un frère ou une sœur diabétique.

Vous avez plus de 45 ans et êtes en surpoids, vous pourriez être à risque de diabète de type 2 vous avez eu un diabète gestationnel ou avez donné naissance à un bébé de plus de 2,5 kg.

Vous souffrez d'hypertension.

Votre taux de cholestérol n'est pas bon. EN CAS DE DOUTE SUR VOTRE SANTÉ, JE VOUS RECOMMANDE VIVEMENT Le Diabète Poche Pour les nuls de Docteur Marc LEVY et Alan RUBIN

Les causes Du Diabète

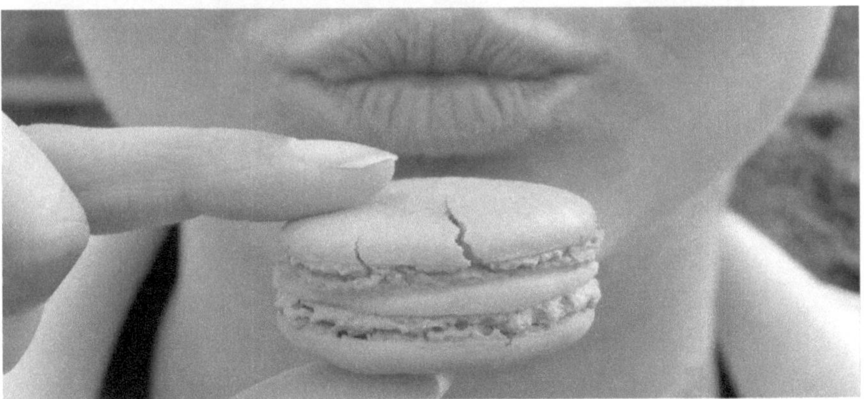

L'hérédité est une factrice majeure du diabète. On sait depuis des siècles que le diabète peut être héréditaire. Cependant, le mode de transmission n'est pas encore totalement compris. Les statistiques indiquent que les personnes ayant des antécédents familiaux de la maladie ont un risque plus élevé de développer un diabète que celles qui n'ont pas de tels antécédents. Le facteur de risque est de 25 à 33 % plus élevé.

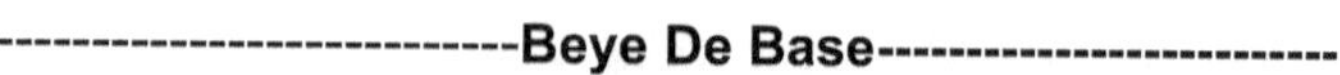

Certains facteurs qui contribuent au développement du diabète sont.

1. Hérédité

L'hérédité est une factrice majeure. On sait depuis des siècles que le diabète peut être héréditaire. Cependant, le mode de transmission n'est pas encore totalement compris. Les statistiques indiquent que les personnes ayant des antécédents familiaux de la maladie ont un risque plus élevé de développer un diabète que celles qui n'ont pas de tels antécédents. Le facteur de risque est de 25 à 33 % plus élevé.

L'une des raisons pour lesquelles le diabète, en particulier le diabète de type 2, est présent dans la famille est le gène du diabète. Mais même s'il est causé par des facteurs génétiques hors de votre contrôle, il n'y a aucune raison d'en souffrir. Le diabète sucré ne peut pas être guéri au sens plein du terme, mais il peut être contrôlé efficacement, de sorte que vous ne sauriez pas faire la différence.

2. Régime alimentaire

Le diabète a été décrit par la plupart des scientifiques médicaux comme une maladie de "prospérité", principalement causée par une suralimentation systématique. Non seulement une consommation excessive de sucre et d'hydrates de carbone raffinés est nocive, mais les protéines et les graisses, qui sont transformées en sucre, peuvent également entraîner un diabète si elles sont prises en excès.

Il est intéressant de noter que le diabète est presque inconnu dans les pays où les gens sont pauvres et ne peuvent pas se permettre de trop manger.

L'incidence du diabète est directement liée à la consommation d'aliments transformés riches en glucides raffinés, comme les biscuits, le pain, les gâteaux, les chocolats, le pudding et les glaces.

3. Obésité

L'obésité est l'une des principales causes du diabète. Des études montrent que 60 à 85 % des diabétiques ont tendance à être en surpoids. Aux États-Unis d'Amérique, environ 80 % des diabétiques non-insulinodépendants de type 2 seraient en surpoids.

L'excès de graisse empêche l'insuline de fonctionner correctement. Plus il y a de tissu adipeux dans le corps, plus les cellules musculaires et tissulaires deviennent résistantes à l'insuline corporelle. L'insuline permet au sucre dans le sang de pénétrer dans les cellules en agissant sur les sites récepteurs à la surface des cellules.

Les personnes âgées ont souvent tendance à prendre du poids, et en même temps, beaucoup d'entre elles développent une forme légère de diabète, car les personnes en surpoids peuvent souvent améliorer leur glycémie simplement en perdant du poids.

4. Stress et tension

Il existe un lien connu entre le stress et le diabète sucré. Les personnes qui sont stressées et/ou qui mènent un mode de vie irrégulier doivent prendre des précautions adéquates et procéder aux ajustements nécessaires de leur mode de vie.

Le chagrin, l'inquiétude et l'anxiété résultant des examens, du décès d'un parent proche, de la perte d'une joie, d'un échec commercial et d'une relation conjugale tendue, tout cela a une influence profonde sur le métabolisme et peut provoquer l'apparition de sucre dans les urines.

5. Tabagisme

Le tabagisme est un autre facteur de risque important. Chez les hommes qui fument, le risque de développer un diabète est doublé. Chez les femmes qui fument 25 cigarettes ou plus par jour, le diabète peut augmenter jusqu'à 40 %.

Pour abandonner le TABAC, je vous recommande vivement Allen CARR l'expert n°1 de l'assistance aux fumeurs.

6. Risque lié au mode de vie

Les personnes moins actives ont un risque plus élevé de développer un diabète. Les commodités modernes ont facilité le travail. L'activité physique et l'exercice physique aident à contrôler le poids, utilisent beaucoup de glucose (sucre) présent dans le sang comme énergie et rendent les cellules plus sensibles à l'insuline. Par conséquent, la charge de travail du pancréas est réduite.

Diabète - Symptômes Et Remèdes

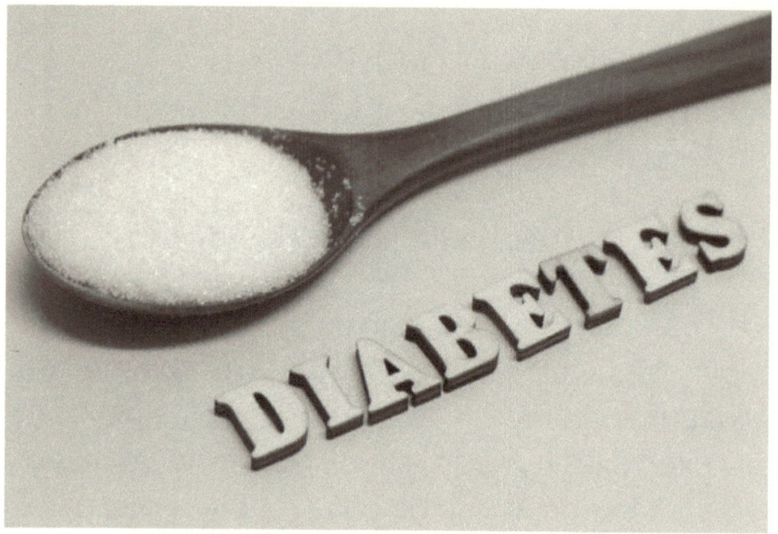

Le diabète est de trois types principaux : le diabète insulinodépendant ou diabète de type 1, le diabète non-insulinodépendant ou diabète de type 2, et le diabète sucré gestationnel. Les habitudes alimentaires d'une personne et les virus peuvent causer le diabète de type 1. L'hérédité, l'obésité, l'hypertension artérielle et le manque de régime alimentaire approprié sont à l'origine du diabète de type 2, qui est très courant.

Le diabète sucré gestationnel est causé par l'hérédité, l'âge maternel avancé, l'obésité et d'autres raisons encore. Il peut...

Le diabète est de trois types principaux : le diabète insulinodépendant ou diabète de type 1, le diabète non-insulinodépendant ou diabète de type 2, et le diabète sucré gestationnel. Les habitudes alimentaires d'une personne et les virus peuvent causer le diabète de type 1. L'hérédité, l'obésité, l'hypertension artérielle et le manque de régime alimentaire approprié sont à l'origine du diabète de type 2, qui est très courant. Le diabète sucré gestationnel est causé par l'hérédité, l'âge maternel avancé, l'obésité et d'autres raisons encore. Il peut amener la mère à développer un diabète permanent. Cette caractéristique peut être transmise à l'enfant à un âge plus avancé. Il existe certains symptômes à l'aide desquels vous pouvez détecter le diabète. Miction excessive, soif constante, perte de poids, famine excessive, nausées, fatigue extrême, infections, irritabilité et fatigue sont quelques-uns d'entre eux.

L'importance de l'insuline est mise en évidence lorsqu'une personne souffre de diabète. L'insuline est une hormone qui permet au sucre sanguin ou au glucose de pénétrer dans les cellules du corps.

Le diabète est de trois types principaux : le diabète insulinodépendant ou diabète de type 1, le diabète non-insulinodépendant ou diabète de type 2, et le diabète sucré gestationnel. Les habitudes alimentaires d'une personne et les virus peuvent causer le diabète de type 1. L'hérédité, l'obésité, l'hypertension artérielle et le manque de régime alimentaire approprié sont à l'origine du diabète de type 2, qui sont très courant.

Le diabète sucré gestationnel est causé par l'hérédité, l'âge maternel avancé, l'obésité et d'autres raisons encore. Il peut amener la mère à développer un diabète permanent. Cette caractéristique peut être transmise à l'enfant à un âge plus avancé. Il existe certains symptômes à l'aide desquels vous pouvez détecter le diabète. Miction excessive, soif constante, perte de poids, famine excessive, nausées, fatigue extrême, infections, irritabilité et fatigue sont quelques-uns d'entre eux.

L'importance de l'insuline est mise en évidence lorsqu'une personne souffre de diabète. L'insuline est une hormone qui permet au sucre sanguin ou au glucose de pénétrer dans les cellules du corps. Le diabète affecte la capacité d'une personne à fabriquer de l'insuline. En raison du diabète, le glucose reste dans le sang lui-même. Ce taux, élevé de sucre dans le sang, peut causer des dommages aux yeux, aux nerfs, aux reins, au cœur et aux vaisseaux sanguins.

Outre les raisons héréditaires, vous pouvez facilement éviter le diabète de type 2 en suivant quelques étapes simples. Pour les personnes en surpoids, réduisez le taux de consommation de nourriture. Les personnes en surpoids courent le risque de développer un diabète. Essayez de consommer des aliments grillés ou cuits au four plutôt que des aliments frits. Réduisez la consommation de repas gras. Tout en mangeant, vérifie l'indice glycémique. En buvant du lait, optez pour le lait écrémé plutôt que pour le lait entier. L'exercice physique est un moyen très efficace, qui vous permet de rester toujours en bonne santé.

Il est préférable de guérir le diabète avant qu'il n'attaque votre santé. Pour guérir le diabète, il est important de connaître ses symptômes. Une soif extrême, non seulement après l'exercice et une promenade à l'air chaud, mais toujours, est un symptôme. Même après avoir bu de l'eau, si vous avez la bouche sèche, si vous devez uriner fréquemment, si vous avez une perte de poids inattendue et que vous vous sentez léthargique en permanence, consultez un médecin. Cela pourrait être un symptôme de diabète.

Une vision trouble, des coupures et des plaies à guérison lente, des démangeaisons ou des douleurs extrêmes au niveau des organes génitaux ou une infection à levures peuvent être les autres symptômes du diabète. Il est préférable de le guérir avant qu'il ne se développe pleinement et n'affecte pas votre corps. Le diabète affecte la capacité d'une personne à fabriquer de l'insuline. En raison du diabète, le glucose reste dans le sang lui-même. Ce taux, élevé de sucre dans le sang, peut causer des dommages aux yeux, aux nerfs, aux reins, au cœur et aux vaisseaux sanguins.

Outre les raisons héréditaires, vous pouvez facilement éviter le diabète de type 2 en suivant quelques étapes simples. Pour les personnes en surpoids, réduisez le taux de consommation de nourriture. Les personnes en surpoids courent le risque de développer un diabète. Essayez de consommer des aliments grillés ou cuits au four plutôt que des aliments frits. Réduisez la consommation de repas gras. Tout en mangeant, vérifie l'indice glycémique. En buvant du lait, optez pour le lait écrémé plutôt que pour le lait entier. L'exercice physique est un moyen très efficace, qui vous permet de rester toujours en bonne santé.

Il est préférable de guérir le diabète avant qu'il n'attaque votre santé. Pour guérir le diabète, il est important de connaître ses symptômes. Une soif extrême, non seulement après l'exercice et une promenade à l'air chaud, mais toujours, est un symptôme. Même après avoir bu de l'eau, si vous avez la bouche sèche, si vous devez uriner fréquemment, si vous avez une perte de poids inattendue et que vous vous sentez léthargique en permanence, consultez un médecin. Cela pourrait être un symptôme de diabète.

Une vision trouble, des coupures et des plaies à guérison lente, des démangeaisons ou des douleurs extrêmes au niveau des organes génitaux ou une infection à levures peuvent être les autres symptômes du diabète. Il est préférable de le guérir avant qu'il ne se développe pleinement et n'affecte pas votre corps.

Diabète De Type 1 Et De Type 2 Perte De Poids Nutrition

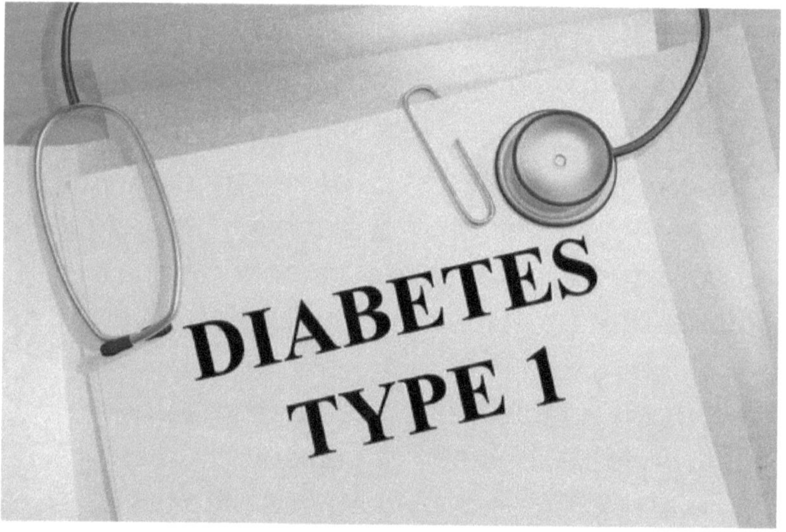

Manger correctement, faire de l'exercice et surveiller son taux de glucose quand on est diabétique. Renseignez-vous sur le diabète et vivez une vie heureuse et bien remplie.

Si vous êtes diabétique, vous devez faire très attention à ce que vous mangez. Vous devez faire très attention à la gestion de votre taux de glucose dans le sang. Vous pouvez y parvenir en mangeant sainement, en surveillant votre alimentation, en prenant des médicaments prescrits par un médecin et en faisant de l'exercice.

1. Quels sont les aliments que vous devriez manger ?

Il existe une pyramide alimentaire pour les personnes atteintes de diabète. La pyramide alimentaire pour les diabétiques divise les aliments en six groupes. Au sommet de la liste figurent les graisses, les sucreries et l'alcool. Comme il s'agit du plus petit groupe, cela vous indique qu'il faut manger très peu des aliments de cette section. Le groupe suivant est le lait, la viande, les substituts de viande et les autres protéines. Sur la pyramide, 2 à 3 portions de lait sont suggérées et 4 à 6 oz de viande/protéines sont mentionnés. Ensuite, vous avez vos légumes et vos fruits. Les légumes choisissent au moins 3 à 5 portions par jour et les fruits. Au moins 2 à 4 portions par jour. Le dernier groupe dont vous devriez manger le plus est celui des céréales et autres féculents. Vous pouvez consulter votre médecin pour obtenir une copie de la pyramide alimentaire du diabète afin d'en savoir plus sur les portions et les tailles de portions qui vous conviennent le mieux.

2. Qu'est-ce que le diabète de type 1 ?

Ce type de diabète était auparavant connu sous le nom de diabète juvénile et est généralement diagnostiqué chez les enfants et les jeunes adultes. L'organisme ne produit pas d'insuline.

3. Qu'est-ce que l'insuline ?

C'est une hormone nécessaire pour transformer les amidons, le sucre (glucose) et d'autres aliments en énergie. L'énergie est nécessaire pour les activités de la vie quotidienne. Le diabète de type I est une maladie chronique incurable, mais les perspectives pour les personnes atteintes de cette maladie sont bien meilleures qu'il y a 20 ans. La médecine, la recherche et l'éducation des patients ont beaucoup progressé, ce qui a permis de réduire les complications invalidantes et d'allonger l'espérance de vie des personnes non-diabétiques. En d'autres termes, les personnes atteintes de diabète 1 peuvent vivre aussi longtemps que les personnes non-diabétiques avec un traitement approprié et en s'éduquant sur cette maladie.

4. Qu'est-ce que le diabète de type 2 ?

Dans le cas du diabète de type 2, le corps ne produit pas assez d'insuline ou la cellule ignore tout simplement l'insuline. Le type 2 est la forme la plus courante de diabète. Vous avez besoin d'insuline pour que le corps puisse utiliser le sucre. Le sucre est le carburant de base de vos cellules. L'insuline transporte le sucre du sang vers les cellules. Lorsque le glucose n'entre pas dans les cellules, mais s'accumule dans le sang, il peut causer des problèmes. Les problèmes qu'elle peut causer sont qu'avec le temps, des niveaux de glucose élevés peuvent endommager votre cœur, vos reins, vos nerfs et vos yeux.

5. Quels sont les symptômes les plus courants chez les adultes atteints de diabète de type II ?

La réponse est la fatigue, une vision trouble, la soif et une miction excessive.

6. Pensez-vous être diabétique ?

Vérifiez auprès de votre médecin. Dans le cas du diabète de type II, une légère perte de poids peut améliorer considérablement votre taux de glycémie.

7. Conclusion

N'oubliez pas que si vous êtes diabétique, vous devez vous faire soigner par un médecin. Faites attention à ce que vous mangez. Limitez vos sucreries, vos graisses et votre consommation d'alcool. Vous pouvez toujours manger des aliments de bon goût et il existe.

Retrouvez dans cet ouvrage Intitulé 500 recettes anti-diabète les recettes variées, délicieuses, ultra-rapides... Et anti diabète ! EN CLIQUANT ICI

Comment Vivre Avec Le Diabète ?

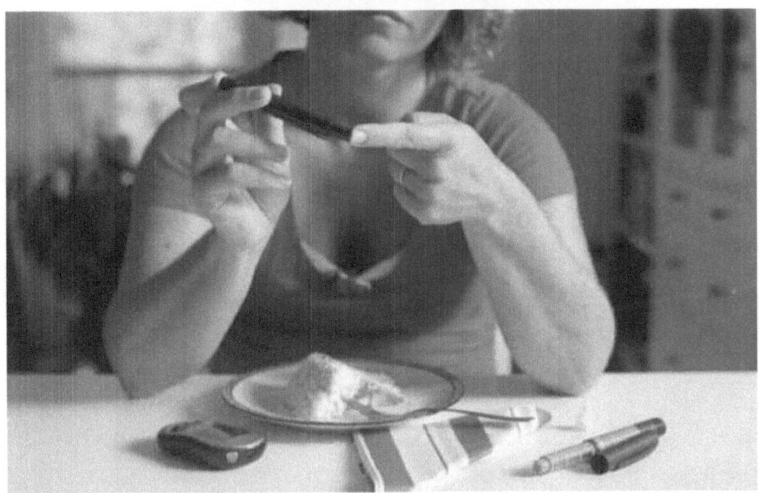

L'une des maladies les plus redoutées est le diabète. C'est une maladie mortelle et elle est vraiment très difficile à contrôler. D'après les statistiques officielles des États-Unis, le diabète est la troisième maladie mortelle la plus répandue aux États-Unis. Les statistiques mondiales sont également époustouflantes !

Tout d'abord, comment une personne devient-elle diabétique ? Lorsque votre corps est incapable de produire l'insuline nécessaire à son fonctionnement normal, il devient incapable d'absorber le glucose (Sucre...)

L'une des maladies les plus redoutées est le diabète. C'est une maladie mortelle et elle est vraiment très difficile à contrôler. D'après les statistiques officielles des États-Unis, le diabète est la troisième maladie mortelle la plus meurtrière des États-Unis. Les statistiques mondiales sont également époustouflantes !

Tout d'abord, comment une personne devient-elle diabétique ? Lorsque votre corps est incapable de produire l'insuline nécessaire à son fonctionnement normal, il devient incapable d'absorber le glucose (sucre). Lorsque les niveaux de glucose se déplacent dans le sang, on devient un patient diabétique.
Une fois que vous devenez diabétique, vous avez un problème pour la vie. Vous vivez heure par heure, pendant la journée. Les médicaments font partie de votre vie, ce qui risque d'exiger une bonne partie de votre pension ! Votre mode de vie va changer. Vous deviendrez soudain un homme réfléchi qui pense au diabète. Vous pourriez vous retrouver à prononcer le terme de diabète, diabète et diabète des centaines de fois par jour !

Lorsqu'il s'est finalement emparé de vous, ce n'est pas seulement le diabète ! De nombreuses autres maladies redoutables vivent dans l'attente de s'emparer de vous. Parmi elles, on peut citer l'insuffisance rénale, les maladies cardiaques, la dépression nerveuse, la cécité, la vision trouble, l'amputation de membres et le nez plus ultra pour le corps humain : la mort !

Les médicaments prescrits complètent le processus restant des dommages. De nombreux effets secondaires toxiques sont signalés : éruptions cutanées, prise de poids et affections respiratoires, pour ne citer que quelques exemples. Malgré les allégations de nombreux médicaments en vente libre qui promettent une guérison, la seule chose qui peut vraiment vous aider est votre contrôle de l'alimentation et une discipline parfaite en ce qui concerne la gestion du temps.

Par exemple, vos promenades matinales. Or, tous les praticiens médicaux s'accordent à dire que les promenades matinales rendent de grands services pour apprivoiser l'intensité du diabète. Vous devez donc prendre un briefing complet sur les aliments qui vous conviennent, légumes compris ! Si quelque chose a les effets exigeants pour vous soustraire à l'influence de cette maladie, c'est bien la nature ! Donc, ayez une discipline alimentaire parfaite. Elle a conduit beaucoup de personnes sur le chemin de la guérison complète ! Certains traitements locaux ont la capacité intrinsèque d'apprivoiser votre taux de sucre dans le sang et ces cas sont le seul espoir pour les patients diabétiques !

Alors, ne pensez pas que tout est perdu pour vous ! Des cendres sombres, germe un semis !

INSPIRÉ PAR CE GUIDE <u>Mieux vivre son diabète au quotidien</u> QUE JE VOUS RECOMMANDE VIVEMENT

Mieux Connaître Le Lien Entre Le Diabète Et Les Maladies Cardiaques

Avec l'augmentation du diabète, les médecins sont extrêmement préoccupés par les risques associés tels que les maladies cardiaques et les accidents vasculaires cérébraux, qui, ensemble, tuent deux personnes diabétiques sur trois. Heureusement, une étude récente indique que de plus en plus de diabétiques font le lien entre le diabète et leur risque accru de maladie cardiaque et d'accident vasculaire cérébral.

Avec l'augmentation du diabète, les médecins sont extrêmement préoccupés par les risques associés tels que les maladies cardiaques et les accidents vasculaires cérébraux, qui, ensemble, tuent deux personnes diabétiques sur trois. Heureusement, une étude récente indique que de plus en plus de diabétiques font le lien entre le diabète et leur risque accru de maladie cardiaque et d'accident vasculaire cérébral.

Selon une enquête de sensibilisation menée en 2005 par l'American Diabetes Association (ADA) et l'American College of Cardiology (ACC), 45 % des personnes atteintes de diabète comprennent leur risque accru de maladie cardiaque, contre 35 % en 2001.

Les experts estiment toutefois qu'il faut sensibiliser encore plus les gens. L'ADA et l'AAC continuent de travailler ensemble pour partager des Informations, des outils et des ressources importantes afin d'encourager les personnes atteintes de diabète - et les prestataires de soins de santé - à en apprendre davantage sur l'impact du diabète sur le cœur.

D'autres résultats de l'enquête de sensibilisation 2005 de l'ADA/ACC le montrent :

69 % des personnes interrogées savent qu'elles peuvent souffrir d'hypertension artérielle (38 % en 2001).

64 pour-cent savent qu'ils risquent d'avoir des problèmes de cholestérol (37 pour-cent en 2001).

Il est important de noter qu'un nombre croissant de personnes atteintes de diabète discutent avec leurs prestataires de soins de santé de la gestion globale du diabète :

45 pour-cent des personnes atteintes de diabète ont désormais un objectif de taux de glucose sanguin (30 pour-cent en 2003).

57 % ont un objectif en matière de pression artérielle (34 % en 2003).

61 % ont un objectif en matière de cholestérol (34 % en 2003).

Ces chiffres sont encourageants, mais la sensibilisation n'avance peut-être pas assez vite pour suivre le rythme de la prévalence croissante du diabète.

Des statistiques récentes indiquent que le diabète a augmenté de plus de 14 % depuis les dernières estimations en 2003. Le besoin d'une éducation et d'une sensibilisation accrue sur le lien entre le diabète et les maladies cardiaques est aujourd'hui plus critique que jamais.

Forts des meilleures informations, les diabétiques peuvent gérer correctement leur diabète, comprendre les risques de complications telles que les maladies cardiaques et les accidents

vasculaires cérébraux, et prendre des mesures
pour vivre plus longtemps et en meilleure santé.

Puis-je Aller Bronzer Avec Le Diabète ?

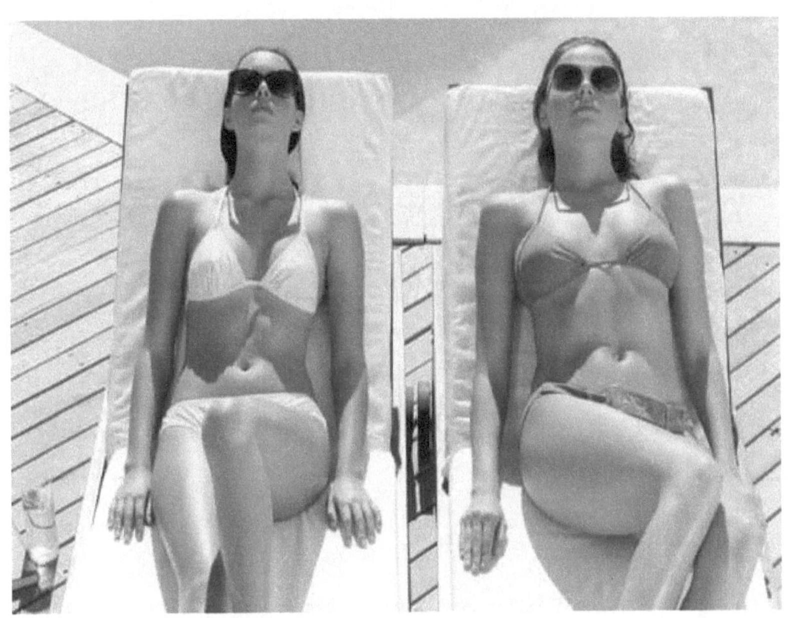

1. Diabète et bronzage

Si vous suivez un traitement contre le lupus ou le diabète ou si vous êtes susceptible d'avoir des boutons de fièvre, sachez que ces affections peuvent être aggravées par l'exposition aux rayons ultraviolets des appareils de bronzage, des lampes solaires ou de la lumière naturelle du soleil. En outre, votre peau peut être plus sensible à la lumière artificielle ou au soleil si vous utilisez certains médicaments, par exemple des antihistaminiques, des tranquillisants. Ou des pilules contraceptives. Votre salon de bronzage peut tenir un dossier contenant des informations sur vos antécédents médicaux, vos médicaments et vos traitements. Veillez à le mettre à jour si nécessaire.

2. Se protéger

Limitez votre exposition pour éviter les coups de soleil. Si vous bronzez avec un appareil, demandez si le fabricant ou le personnel du salon recommande des limites d'exposition pour votre type de peau. Réglez une minuterie sur l'appareil de bronzage qui éteint automatiquement les lumières ou signale d'une manière ou d'une autre que vous avez atteint votre temps d'exposition. N'oubliez pas que le temps d'exposition a une incidence sur la brûlure et que votre âge au moment de l'exposition est important par rapport à la brûlure.

3. Connaître sa lotion de bronzage

Certains produits de bronzage ne contiennent pas d'écran solaire. Il suffit de quelques mauvais coups de soleil pour augmenter le risque de cancer de la peau, et les lésions cutanées s'accumulent au fil des ans, même en l'absence de brûlure. C'est pourquoi il est recommandé d'utiliser un écran solaire, qui bloque les UVA et les UVB. La FDA a exprimé son inquiétude quant aux produits de bronzage sans écran solaire, et encourage les consommateurs à vérifier les étiquettes pour la protection SPF.

L'écran solaire est réglementé par la FDA comme un médicament en vente libre. Recherchez les produits dont le facteur de protection solaire (SPF) est de 15 ou plus. Plus le chiffre est élevé, mieux est la protection. L'écran solaire doit être appliqué généreusement sur la peau 30 minutes avant de s'exposer au soleil, puis toutes les deux heures par la suite.

4. Salons de bronzage

Il est vrai que la plupart des lampes solaires émettent principalement des rayons UVA, et que ces rayons dits "bronzants" sont moins susceptibles de provoquer un coup de soleil que les rayons UVB du soleil. Mais, contrairement à ce que prétendent certains salons de bronzage, cela ne les rend pas sûrs. Les rayons UVA sont soupçonnés d'être liés à un mélanome malin et, comme les rayons UVB, ils peuvent également être liés à une atteinte du système immunitaire.

5. Bronzer en toute sécurité

Nous vous invitons à vous renseigner sur l'auto-bronzage. Vous pouvez vous auto-bronzer avec une lotion de bronzage. La lotion de bronzage sans soleil est une lotion de bronzage qui vous donne un excellent bronzage sans les dangers des UVA et des UVB ! Pour en savoir plus sur l'auto-bronzage !

VOILÀ UN BON ÉTUI POUR LES DIABÉTIQUE SI VOUS VOUS RENDEZ À LA PLAGE

CLIQUEZ ICI

<u>Le Diabète et l'Insuline</u>

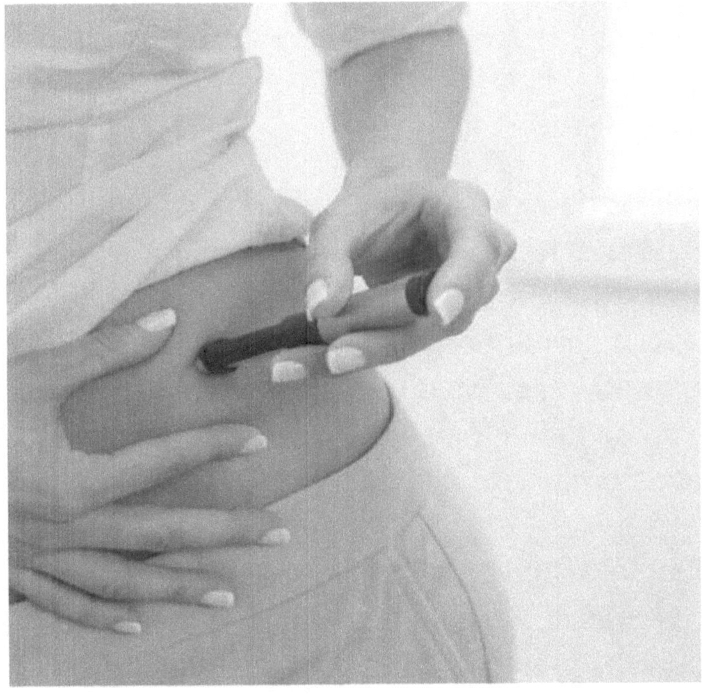

Le diabète de type 2 est la forme la plus courante de diabète et résulte d'une résistance à l'insuline. C'est pourquoi nous voulons faire tout notre possible pour rester sensibles à l'insuline. Lorsque nous sommes sensibles à l'insuline, notre corps fait un bien meilleur travail pour déplacer le glucose du sang vers les cellules.

Le diabète est un état dans lequel l'organisme ne fabrique pas suffisamment d'insuline ou n'utilise pas correctement l'insuline. L'insuline est une hormone fabriquée par le pancréas qui est nécessaire au transport du sucre du flux sanguin vers les cellules pour qu'elles l'utilisent comme énergie. Le diabète de type 2 apparaît lorsque notre corps devient insensible à l'insuline et provoque un déséquilibre du sucre dans le sang. C'est pourquoi nous voulons faire tout ce qui est en notre pouvoir pour rester sensibles à l'insuline. Lorsque nous sommes sensibles à l'insuline, notre corps fait un bien meilleur travail pour déplacer le glucose du sang vers les cellules.

Il a été démontré que diverses herbes, aliments, vitamines et minéraux favorisent la sensibilité à l'insuline et aident à maintenir un taux de glycémie adéquat. Le sulfate de vanadyle augmente la sensibilité de l'organisme à l'insuline. Le Gymnema sylvestre est une herbe bien connue qui aide à contrôler le taux de sucre dans le sang en contrôlant les envies de sucre et en nourrissant le pancréas.

L'exercice physique augmente également la sensibilité à l'insuline. On sait que les personnes qui pratiquent l'athlétisme ont besoin de moins d'insuline. En plus d'améliorer la sensibilité à l'insuline, l'exercice nous aide à contrôler notre poids et à réduire la graisse corporelle. Le contrôle du poids est un aspect très important pour maintenir la sensibilité à l'insuline.

Un autre facteur important pour maintenir un taux de glycémie correct et une sensibilité à l'insuline est une alimentation saine. Les glucides complexes que l'on trouve dans la plupart des légumes, les pommes, les céréales et les noix sont lents à digérer. Le ralentissement du processus de digestion favorise un taux de glycémie sain et évite les hauts et les bas associés à la consommation de sucres raffinés.

Nous devons également éviter les graisses saturées. Les graisses saines contenues dans le poisson, l'huile d'olive et les graines de lin nous aident à maintenir notre sensibilité à l'insuline.

Le diabète de type 2 est la forme la plus courante de diabète et résulte d'une résistance à l'insuline. Il a été démontré que les méthodes ci-dessus sont extrêmement utiles pour maintenir la sensibilité à l'insuline, favoriser l'abaissement du taux de sucre dans le sang et éviter les complications associées au diabète.

Pendant vos voyages; gardez l'insuline à 2-8 °C pendant 6-8 heures.

<u>CLIQUEZ ICI POUR PLUS D'INFOS</u>

<u>Le diabète et la Ménopause</u>

Vous vous demandez peut-être : "Quel est le lien entre le diabète et la ménopause ?

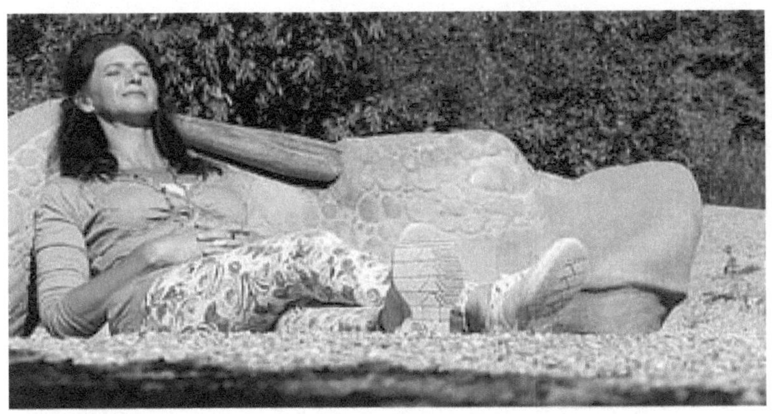

Eh bien, pour les femmes qui atteignent un certain âge, cela peut être très traumatisant - surtout lorsque certains des effets ressentis peuvent facilement être confondus avec ceux dont nous devons être conscients lorsque nous gérons notre diabète...

Vous pensez peut-être "Quel est le lien entre le diabète et la ménopause ?

Eh bien, pour les femmes qui atteignent un certain âge, cela peut être très traumatisant - surtout lorsque certains des effets ressentis peuvent facilement être confondus avec ceux dont nous devons être conscients lorsque nous gérons notre diabète...

Pour un diabétique qui prend des médicaments, maintenir le taux de sucre dans le sang au bon niveau est un exercice d'équilibre. Si le taux de sucre tombe trop bas, parce que vous ne mangez pas assez ou au bon moment, vous souffrez d'un épisode d'hypoglycémie (parfois appelé "hypo"). Pour moi, cela se manifeste généralement par des tremblements, de l'irritabilité, de la transpiration et une sensation de faiblesse.

Si vous êtes diabétique et que vous avez déjà eu une hypoglycémie, vous pouvez reconnaître certains de ces symptômes, entre autres. Une solution rapide à base de glucose permet généralement d'y remédier en 5 à 10 minutes.

Comparez cela à certains des symptômes du début de la ménopause : bouffées de chaleur (Je les appelle "surtensions.") - semblables aux sueurs d'une hypo ; saute d'humeur - semblables à l'irritabilité que vous pourriez ressentir pendant une hypo. Il est très facile de confondre les symptômes que vous ressentez.

Lorsque j'ai commencé ma ménopause, je confondais souvent le réveil à 2 heures du matin avec des sueurs froides avec une hypo et un rapide coup de sucre pour me calmer. Cela a fait monter mon taux de sucre dans le sang alors que je n'en avais pas besoin. Ce n'est pas une bonne idée !

Aidez-vous du mélange Ménopause pour vivre sereinement cette période en CLIQUANT ICI

Ce n'est qu'après avoir rendu visite à mon médecin pour parler de ces hypos fréquentes et inattendues que j'ai découvert que je commençais la ménopause (j'avais la fin de la quarantaine, donc c'était plutôt inattendu, normalement cela ne se produit pas avant le début ou le milieu de la cinquantaine.).

Si vous êtes une femme, que votre diabète est contrôlé par des médicaments, que vous êtes au début de la cinquantaine et que vous commencez à avoir des hypo fréquentes et inexpliquées, vérifiez votre taux de sucre avant de "traiter la maladie". Et demandez à votre médecin de vérifier vos symptômes. Vous pouvez confondre les symptômes du diabète et ceux de la ménopause.

Et les gars, si votre femme a normalement un bon contrôle de son diabète et qu'elle semble soudainement présenter les mêmes symptômes lorsqu'elle mettait son diabète en équilibre (si vous la connaissiez à l'époque), veuillez la soutenir et la comprendre, elle vit une expérience d'enfer, mais je vous promets qu'elle s'en sortira et redeviendra normale, aimante et charmante.

<u>Le Diabète Et Vos Yeux</u>

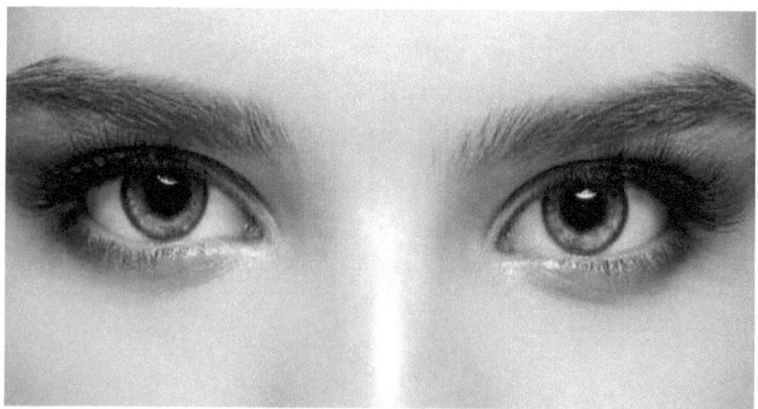

Le diabète présente de nombreuses complications, dont certaines entraînent d'autres problèmes de santé graves. Les problèmes oculaires sont particulièrement préoccupants pour les diabétiques.

Le diabète peut faire des ravages dans les yeux, et parfois, il n'y a pas de symptômes précoces. Vous pouvez donc n'avoir aucune idée que quelque chose ne va pas tant que votre vue n'est pas en danger.

Voici les principaux problèmes oculaires qui peuvent être causés, ou aggravés, par le diabète.

1. La Cataracte

On les décrit souvent comme une opacification du cristallin de l'œil. Dans la plupart des cas, elles peuvent être traitées par la chirurgie.

2. Glaucome

Nos yeux sont en grande partie constitués de liquide, et lorsque la pression de ce liquide s'accumule trop à l'intérieur de l'œil, vous souffrez de glaucome. Si le glaucome n'est pas traité, il peut endommager les nerfs optiques, et même entraîner la cécité.

3. **Rétinopathie diabétique**

Le fond de nos yeux est constitué d'un tissu sensible à la lumière appelé rétine. La rétine contient de très petits vaisseaux sanguins qui peuvent être endommagés par la rétinopathie. diabétique. Il existe parfois des symptômes tels qu'une vision floue, mais souvent vous ne saurez même pas que quelque chose ne va pas tant que l'affection n'est pas bien avancée. Dans le pire des cas, elle conduit à la cécité.

La détection précoce est la clé pour lutter contre toutes ces maladies, et le meilleur outil de diagnostic disponible est l'examen de l'œil dilaté. Il s'agit d'un test au cours duquel des gouttes spéciales agrandissent temporairement vos pupilles, ce qui permet au médecin de voir l'arrière de vos yeux. Ce test (qui est indolore) peut détecter les cataractes, le glaucome ou la rétinopathie diabétique à leurs stades précoces et traitables.

La vue est précieuse, alors si vous êtes diabétique, faites-vous une faveur et prenez rendez-vous pour un examen de la dilatation des yeux. Et refaites-le chaque année à partir de maintenant.

VOILÀ UN BON MULTI-VITAMINES POUR LES YEUX ---- <u>ICI</u>

<u>Le diabète Et Vos Pieds</u>

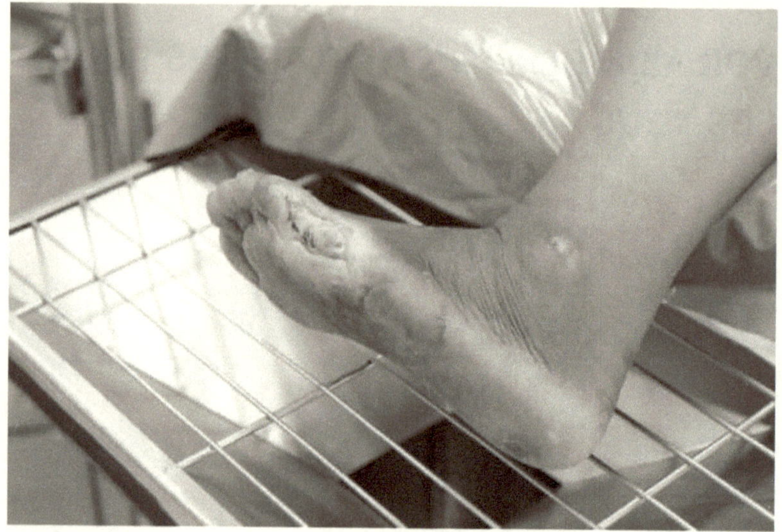

Le diabète présente de nombreuses complications, dont certaines entraînent d'autres problèmes de santé graves. Les diabétiques doivent porter une attention particulière à leurs pieds.

Nous, les diabétiques, devons prendre un soin particulier de nos pieds, sinon nous pouvons les retrouver perturbés dans deux façons : une réduction de la circulation sanguine et des lésions nerveuses.

Voici ce qu'il faut rechercher et quelques idées de prévention.

Symptôme 1

Si vos pieds sont constamment froids, vos jambes sont douloureuses lorsque vous marchez, ou vos pieds vous font mal au lit la nuit, vous pouvez souffrir d'une mauvaise circulation sanguine. Cela peut, à son tour ralentir le processus de guérison lorsque vous avez des coupures ou d'autres dommages aux pieds.

Prévention 1

Rester actif physiquement est une façon d'améliorer votre circulation. Vous devez également.
Contrôler votre taux de graisse et de sucre dans le sang, ainsi que votre tension artérielle. Et Bien sûr, ne fume pas.

Symptôme 2

Les nerfs des pieds sont les plus longs de notre corps et sont donc susceptibles d'être endommagés.
Par le diabète. Si ces nerfs sont endommagés, les sensations sont réduites, donc nous pourrions avoir les coupures ou les ampoules qui peuvent provoquer des ulcères, et nous ne serions même pas au courant.

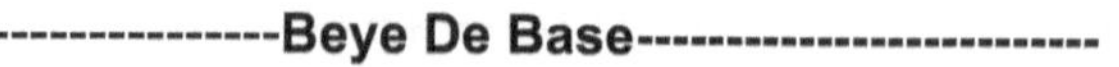

Prévention 2

Vérifiez régulièrement vos pieds pour vous assurer qu'il n'y a pas de signes de blessure. Si vous développez les cors ou les durillons, les faire traiter immédiatement par un podologue. Laver et sécher entre vos orteils, et gardez vos ongles coupés et lisses.

Tout le monde aime se faire dorloter les pieds, mais pour nous, diabétiques, cela ne se résume pas à bien, il permet également de prévenir de graves problèmes de santé à l'avenir. Alors, réservez ce pied masser maintenant !

J'AI DÉCOUVERT POUR VOUS UN BON STIMULATEUR : <u>CLIQUEZ ICI</u>

Le Diabète Et Votre Cœur

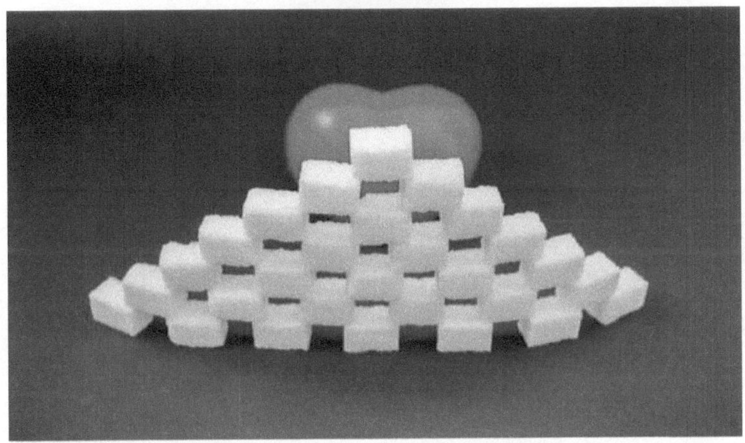

Le diabète présente de nombreuses complications, dont certaines entraînent d'autres problèmes de santé graves. La santé cardiaque est une raison de plus pour prendre le contrôle de votre diabète.

Le diabète est une maladie qui doit être traitée dès qu'elle est diagnostiquée, même si, dans ses premiers stades, elle ne fait pas mal, ne cause pas de désagréments et ne crée pas de symptômes inquiétants. Mais l'ignorer est une erreur, car le déséquilibre du sucre dans le sang avec lequel nous vivons en tant que diabétiques peuvent entraîner diverses complications, voire conduire à d'autres problèmes de santé graves.

Les effets néfastes sur notre cœur sont une cause majeure d'inquiétude. L'instabilité de notre taux de sucre dans le sang peut entraîner une mauvaise circulation sanguine, ce qui constitue un grand pas sur la voie des problèmes cardiaques. Voici quelques points à surveiller.

1. Hypertension

Le diabète va souvent de pair avec l'hypertension artérielle. En fait, votre médecin vous dira que les diabétiques doivent travailler pour faire baisser leur tension artérielle encore plus bas que les autres personnes. Alors qu'une pression systolique (le chiffre le plus élevé) de 140 peut être acceptable pour la population générale, nous, les diabétiques, devrions viser une pression de 130 ou moins. Tout cela fait partie de la lutte contre les éventuelles maladies cardiaques.

2. Graisses sanguines

Le cholestérol et les triglycérides, ou graisses du sang, doivent également être réduits chez les diabétiques. Beaucoup de fruits et de légumes, moins d'aliments emballés ou frits sont vos meilleurs atouts pour contrôler les graisses dans le sang. Jetez cette poêle à frire !

3. Sucre sanguin

Le taux de sucre dans le sang doit également être surveillé, car un taux constamment élevé endommage les vaisseaux sanguins et peut entraîner des difficultés cardiovasculaires.

4. **Niveau de poids**

Et bien sûr, vous savez qu'il est important de maintenir un poids sain. Pourquoi est-ce particulièrement important pour nous, les diabétiques ? Tout d'abord, si vous êtes en surpoids, votre muscle cardiaque doit travailler plus dur pour pomper le sang dans votre système. Cela affaiblit vos vaisseaux sanguins, qui sont alors plus susceptibles d'être endommagés par les fluctuations du taux de sucre dans le sang. C'est un cercle vicieux que vous ne voulez pas créer.

Votre cœur est le principal moteur de votre corps tout entier, vous devez donc faire tout votre possible pour le maintenir en bonne forme. Pour avoir un cœur en bonne santé, prenez le contrôle de votre diabète.

Le Diabète Et Votre

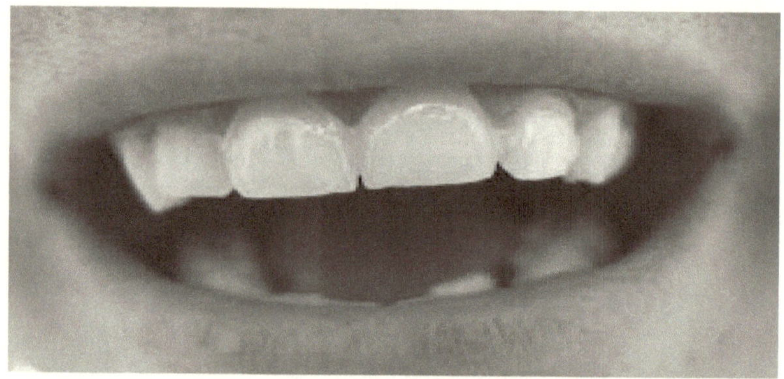

Bouche

Le diabète présente de nombreuses complications, dont certaines entraînent d'autres problèmes de santé graves. Les diabétiques sont sujets à plusieurs problèmes de bouche, nécessitant des soins particuliers.
Nous, les diabétiques, devons faire encore plus attention à nos dents et à nos gencives que les autres personnes.

Nous sommes plus exposés aux caries, aux maladies des gencives et aux infections dentaires. De plus, ces infections peuvent entraîner une augmentation de notre taux de sucre dans le sang, ce qui constitue un cercle vicieux.

Voici quelques problèmes buccaux courants chez les diabétiques.

1. **Plaque**

La plaque dentaire est, bien sûr, un problème pour de nombreuses personnes, et pas seulement pour les diabétiques. Mais elle est causée par les amidons et les sucres, et nous en avons bien sûr plus que notre part ! Les diabétiques sont donc très exposés à la plaque dentaire.

2. **Bouche Sèche**

Parfois, ma bouche est si sèche le matin que je peux à peine parler - je suis sûr que vous savez ce que cela fait. Mais c'est plus qu'un simple inconvénient, c'est dangereux pour la santé de nos bouches. Vous voyez, la salive élimine une grande partie des bactéries qui causent les caries et les maladies des gencives. La bouche sèche réduit la quantité de salive disponible pour ce travail, ce qui entraîne une augmentation des caries et des maladies des gencives. La bouche sèche crée parfois aussi une inflammation des tissus mous de la bouche, ce qui rend l'alimentation difficile et désagréable.

Bien qu'il existe des substituts de salive artificielle, dont votre dentiste peut vous parler, vous pouvez généralement stimuler votre propre salive en suçant un bonbon dur sans sucre. J'aime bien le Ricola sans sucre ajouté à cette fin. Et bien sûr, l'eau potable aide.

3. Infections fongiques

Non seulement nous, les diabétiques, avons moins de salive que ce dont nous avons besoin, mais la salive que nous avons est riche en sucre, donc c'est un double problème pour nous. Cela peut provoquer une infection fongique appelée candiase, communément appelée muguet. Elle produit des taches rouges ou blanches douloureuses dans la bouche. Les médicaments peuvent cependant aider, alors demandez à votre dentiste.

En tant que diabétique, vous devez faire très attention à votre hygiène bucco-dentaire. Brossez-vous les dents deux fois par jour et passez le fil dentaire tous les jours. Examinez vos gencives pour détecter les signes de problèmes et visitez toujours votre dentiste au moins deux fois par an.

LISEZ CE GUIDE : <u>CHANGER D'ALIMENTATION</u>

<u>Exercice pour les diabétiques</u>

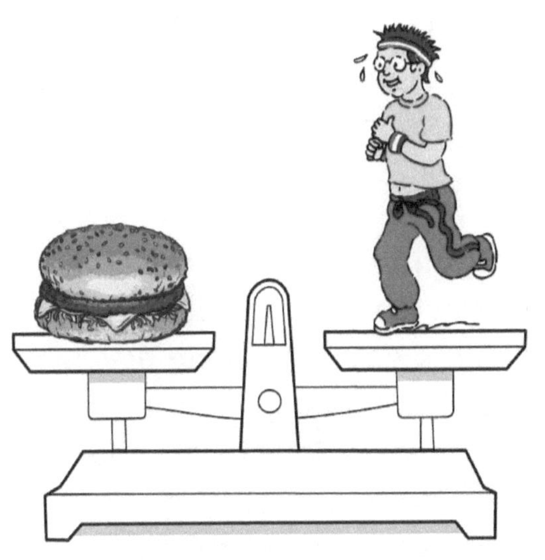

L'exercice est un élément essentiel de la gestion et du traitement du diabète. L'exercice aide à contrôler la glycémie lorsque les muscles utilisent plus de glucose et que le corps devient plus sensible à l'insuline. L'exercice aide également à prévenir et à minimiser les complications courantes du diabète, notamment les problèmes cardiaques, l'hypertension artérielle et les déficiences circulatoires. Tous les diabétiques devraient inclure un programme d'exercice régulier dans leur plan de gestion global.

Les deux formes les plus courantes de diabète sont appelées type 1 et type 2. Le diabète de type 1, également appelé diabète de l'adolescent, diffère du diabète de type 2 en ce que l'organisme cesse complètement de produire de l'insuline. Le diabète de type 2 est généralement diagnostiqué chez les personnes âgées et survient lorsque l'organisme cesse de produire suffisamment d'insuline ou que la personne devient résistante à sa propre insuline.

Dans les deux cas, nous perdons notre capacité à utiliser correctement le sucre. Le taux de sucre dans le sang augmente en raison de la difficulté de l'organisme à transporter le sucre dans les cellules et hors du flux sanguin. Il existe plusieurs moyens de faire baisser le taux de sucre dans le sang, notamment l'exercice, le régime alimentaire et les médicaments.

L'exercice est une partie très importante de la gestion du diabète, tant pour les diabétiques de type 1 que de type 2. Pour le diabétique de type

1, l'exercice régulier aide à maintenir la sensibilité à l'insuline, aide à prévenir l'accumulation de l'excès de poids et augmente l'utilisation du glucose par les muscles, ce qui fait baisser le taux de sucre dans le sang. Bien qu'il n'existe actuellement aucun moyen de prévenir le diabète de type 1, il est possible de prévenir le diabète de type 2.

Les éléments à prendre en compte pour tenter de prévenir l'apparition du diabète de type 2 sont l'exercice régulier, la supplémentation en vitamines et en herbes qui aident à prévenir la résistance à l'insuline, et un contrôle adéquat du poids.

L'exercice physique contribue non seulement directement à la gestion du diabète en abaissant le taux de sucre dans le sang et en maintenant la sensibilité à l'insuline, mais il permet également de minimiser les nombreuses complications qui peuvent survenir chez une personne diabétique. Des études ont montré que marcher 30 minutes par jour peut réduire considérablement la possibilité de développer un diabète de type 2. Les diabétiques ont tendance à développer des problèmes circulatoires et l'exercice physique peut certainement contribuer à faire baisser la pression sanguine et à améliorer la circulation dans tout le corps. Comme les diabétiques ont tendance à avoir une mauvaise circulation sanguine aux extrémités inférieures et aux pieds, une meilleure circulation est très bénéfique.

L'exercice physique comporte certains risques, mais les avantages potentiels l'emportent largement sur les risques. Étant donné que l'exercice physique fait baisser le taux de sucre dans le sang, les diabétiques doivent mesurer leur taux de sucre dans le sang avant et après l'exercice physique. Comme votre corps utilise plus de sucre pendant l'exercice et vous rend plus sensible à l'insuline, il y a un risque que le taux de sucre dans le sang devient trop bas et provoque une hypoglycémie.

Lorsque vous faites de l'exercice, il est important de faire savoir aux autres que vous êtes diabétique. Ils doivent être informés de ce qu'il faut faire en cas d'hypoglycémie. Vous devez toujours avoir sur vous des bonbons ou des jus de fruits pour traiter l'hypoglycémie, le cas échéant. Pendant et après les séances d'exercice, vous devez être très attentif à ce que vous ressentez, car un rythme cardiaque rapide, une transpiration accrue, une sensation de tremblement ou de faim peuvent indiquer que votre taux de glycémie est trop bas.

L'exercice physique est un élément essentiel de la gestion et du traitement du diabète. L'exercice aide à contrôler la glycémie lorsque les muscles utilisent plus de glucose et que le corps devient plus sensible à l'insuline. L'exercice aide également à prévenir et à réduire au minimum les complications courantes du diabète, notamment les problèmes cardiaques, l'hypertension artérielle et les carences circulatoires. Tous les diabétiques devraient inclure un programme d'exercice régulier dans leur plan de gestion global.

Après le sport voila quoi manger quand t'a le diabète <u>CLIQUEZ ICI</u>

<u>Soins Naturels Des Pieds Pour Les Diabétiques</u>

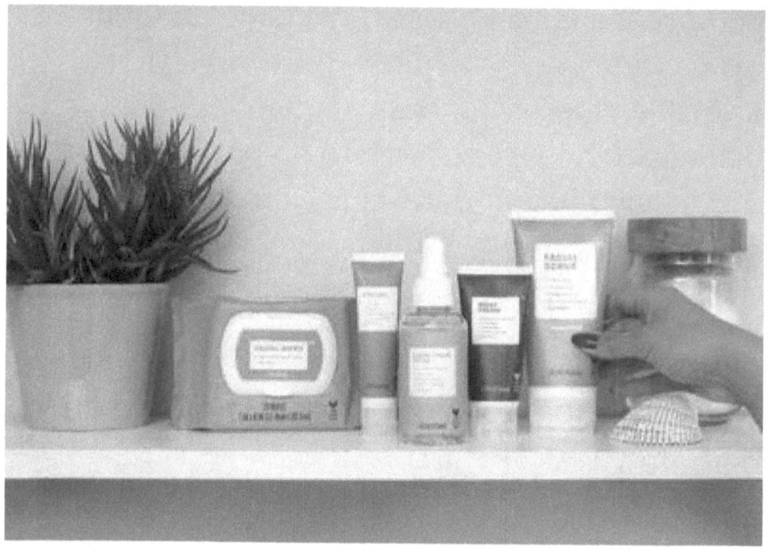

En raison de la maladie, le diabète peut causer des dommages aux vaisseaux sanguins et aux nerfs des pieds, puis la circulation peut être altérée et des infections peuvent se former sur les pieds sans que la personne s'en rende compte. Cela peut finalement entraîner des complications majeures, et même l'amputation.

En raison de la maladie, le diabète peut causer des dommages aux vaisseaux sanguins et aux nerfs des pieds, puis la circulation peut être altérée et des infections peuvent se former sur les pieds sans que la personne s'en rende compte. Cela peut finalement entraîner des complications majeures, et même l'amputation. Le diabète affaiblit également le système immunitaire, de sorte que les diabétiques sont plus, sujets aux infections. Les personnes qui souffrent de cette maladie devraient se faire examiner régulièrement les pieds par leur médecin et devraient savoir si elles ont ou non des lésions nerveuses.

Pour prévenir et vérifier s'il y a des blessures aux pieds, vous devrez vous soumettre à une routine de contrôle et de soins des pieds, ce qui est particulièrement important si vous avez déjà des dommages aux nerfs ou aux vaisseaux sanguins ou des problèmes de pieds actuels. Voici vingt conseils naturels importants pour garder vos pieds en bonne santé :

Inspectez vos pieds avec ce **Crème de protection des pieds, pour diabétiques en CLIQUANT ICI**

Nettoyez vos pieds tous les jours à l'eau tiède (faites un test avec vos mains) avec un savon naturel, séchez-les soigneusement pour éviter toute infection fongique.

Protégez vos pieds en permanence en portant des chaussures bien ajustées, confortables mais solides.

Ne vous promenez jamais sans une sorte de chaussures pour protéger vos pieds.

Des chaussettes en coton ou en laines propres et sèches sont également un bon moyen de protéger vos pieds des points de pression et des bactéries causées par la sueur.

Après le bain, appliquez toujours une petite quantité de crème naturelle pour les pieds contenant des agents antibactériens sur la plante de vos pieds, en évitant la peau entre les orteils. Les diabétiques peuvent constater que la peau de leurs pieds sèche et se fissure facilement, ce qui peut les exposer à des infections.

Lorsque vous vous coupez les ongles des pieds, trempez toujours les pieds dans un bon bain de pieds qui possède des propriétés antibactériennes afin d'assouplir les ongles et d'éliminer les bactéries et la saleté des ongles. N'oubliez pas de couper l'ongle en ligne droite avec un coupe-ongles, car les ongles courbés sont plus susceptibles d'être incarnés.

L'utilisation d'un doux gommage naturel pour les pieds permet de lisser les petites zones rugueuses avant qu'elles ne deviennent un problème.

L'exercice favorise une bonne circulation, alors marchez quotidiennement et ne restez pas assis trop longtemps au même endroit. Un exercice facile consiste à faire des cercles avec les pieds dix fois dans chaque direction, en gardant la jambe aussi immobile que possible.

- S'asseoir avec les pieds surélevés pendant 10 minutes favorise également la circulation.

- Massez régulièrement vos pieds, cela stimulera également la circulation.

-

- Si vous remarquez une plaie ou une infection quelconque, consultez votre médecin pour un traitement.

-

- Arrêtez de fumer. C'est très mauvais pour la circulation et pour votre santé en général.

-

- Faites enlever les oignons et les cors par un professionnel pour éviter l'infection.

-

- Nettoyez régulièrement la douche avec un nettoyant naturel et vaporiser un peu d'huile d'arbre à thé diluée autour du drain.

-

- Pour garder vos pieds au chaud au lit, portez des chaussettes confortables en coton ou en laine.

-

- Veillez toujours à ce que vos pieds soient maintenus à une température confortable, en évitant les pieds froids.

-

- Si vous avez des douleurs aux pieds, consultez immédiatement un podologue ou votre médecin.

-

- Utilisez de la poudre pour les pieds.

-

- Suivez un régime alimentaire et un mode de vie sains ; cela vous aidera à prévenir les problèmes et les complications.

Je vous recommande Râpe électrique aux cristaux marins qui vous permet d'éliminer les peaux dures en un tour de main. <u>CLIQUEZ ICI</u>

Aliments Recommandés Pour Le Diabète

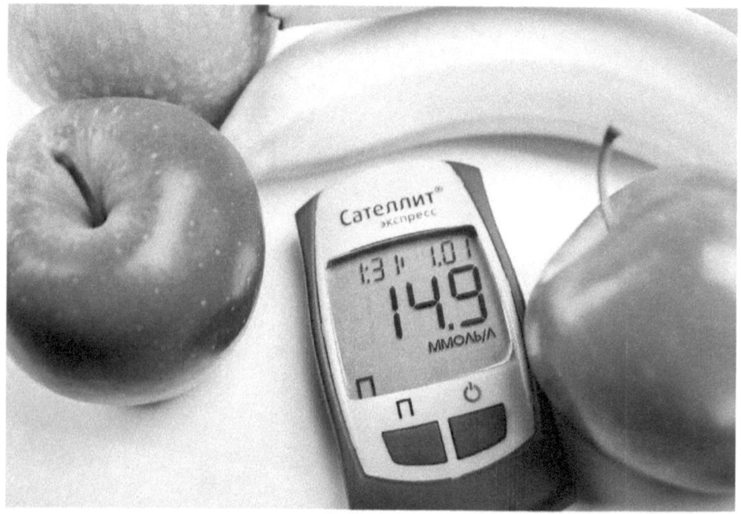

Le brocoli, proche parent du chou-fleur, est depuis longtemps un aliment populaire en Europe. Ce légume s'est révélé être un aliment antidiabétique efficace. Il est riche en chrome, un oligo-élément qui semble faire baisser le taux de sucre dans le sang.

1. Levure de bière

La levure de bière est un aliment merveilleux. Elle est riche en traces de chrome minéral. Ce minéral aide le pancréas à produire plus d'insuline. C'est l'un des meilleurs supports pour la manipulation normale du sucre par l'organisme. Selon un article du Dr Richard J. Doisy et d'autres, paru dans le Medical World News, la levure de bière a réduit les besoins en insuline de nombreux diabétiques.

2. **Brocoli**

Le brocoli, un proche parent du chou-fleur, est depuis longtemps un aliment populaire en Europe. Ce légume s'est révélé être un aliment antidiabétique efficace. Il est riche en chrome, un oligo-élément qui semble faire baisser le taux de sucre dans le sang. Cet oligoélément régule le taux de sucre dans le sang, ce qui réduit souvent les besoins en médicaments et en insuline des diabétiques. Dans les cas de diabète léger, le chrome peut empêcher l'apparition de la maladie à part entière. Si la tolérance au glucose d'une personne est limitée, le chrome peut aider à la contrôler. Le chrome peut même ramener à la normale un taux de glycémie bas.

3. **Curd**

Le caillé injecte dans le système digestif des bactéries bénéfiques qui stimulent le pancréas. Il lave également le pancréas de ses acides et de ses déchets. Ces actions de nettoyage permettent au pancréas d'être beaucoup plus performant et contribuent ainsi à la production d'insuline.

4. **Ail**

Des essais scientifiques ont montré que l'ail et ses composants réduisent le taux de sucre dans le sang en cas de diabète. Ce légume est riche en potassium, qui remplace efficacement les grandes quantités de potassium perdues dans l'urine des diabétiques. Il contient également du zinc et du soufre, qui sont des constituants de l'insuline. Certaines autorités pensent que de faibles niveaux de zinc pourraient être l'un des facteurs responsables de l'apparition du diabète. L'ail contient également du manganèse, dont une carence peut contribuer au diabète.

Les constituants de l'ail semblent agir en bloquant l'inactivation de l'insuline dans le foie. Il en résulte une augmentation du taux d'insuline dans le sang et une baisse du taux de sucre dans le sang.

L'ail présent d'autres avantages pour le diabète, outre la réduction du taux de sucre dans le sang. Il prévient l'artériosclérose, qui est une complication courante du diabète, et soulage le corps payé. Les diabétiques peuvent prendre l'équivalent d'une ou deux gousses d'ail par jour sous la forme qu'ils souhaitent, soit crue ou cuite dans les aliments, soit sous forme de gélules. Le lait à l'ail, préparé en ajoutant quatre gousses d'ail écrasées à 110 ml de lait, est une bonne façon de prendre de l'ail. Mais le meilleur moyen est de bien mâcher l'ail cru dès le matin.

5. Gramme du Bengale

Le gramme du Bengale, également connu sous le nom de pois chiche, est un élément important du régime alimentaire indien, largement utilisé. C'est un aliment antidiabétique précieux. Des expériences ont montré que l'ingestion orale de l'extrait aqueux de gramme du Bengale augmente l'utilisation du glucose chez les diabétiques comme chez les personnes normales. Dans une étude menée au Central Food Technological Research Institute de Mysore, les besoins en insuline des diabétiques chroniques sont passés de 40 unités par jour à 20 unités, lorsqu'ils suivent un régime alimentaire comprenant des suppléments généreux d'extrait de gramme du Bengale.

Les patients diabétiques qui suivent un régime alimentaire restreint, qui ne limite pas sévèrement la consommation de glucides, mais qui inclut des quantités libérales d'extrait de gramme du Bengale, ont montré une amélioration considérable de leur taux de glycémie à jeun, de leur tolérance au glucose, de l'excrétion urinaire de sucre et de leur état général.

6. Courge amère

La courge amère est un légume courant cultivé de manière extensive. Elle a d'excellentes vertus médicinales. Ce légume est utilisé depuis l'Antiquité comme médicament contre le diabète. Des recherches ont établi qu'elle contient un principe analogue à l'insuline, appelé insuline végétale, qui s'est révélée bénéfique pour abaisser les taux de sucre dans le sang et l'urine.

La courge amère est donc un aliment antidiabétique efficace et devrait être incluse généreusement dans le régime alimentaire d'un diabétique.

Le jus de trois ou quatre gourdes amères pris chaque matin à jeun s'est avéré plus efficace que la consommation de fruits. Les graines de la courge amère peuvent être réduites en poudre et ajoutées aux repas réguliers. Une décoction préparée en faisant bouillir de l'eau de gourde amère hachée est tout aussi efficace, tout comme sa poudre sèche mélangée à des aliments liquides.

La gourde amère est riche en toutes les vitamines et minéraux essentiels, en particulier les vitamines A, B1, B2, C et le fer. Son utilisation régulière permet donc de prévenir de nombreuses complications liées au diabète, notamment l'hypertension, les complications oculaires, les névrites et le métabolisme défectueux des glucides.

7. **Grammaire noire**

Le Black, gram est un légume très apprécié en Inde. C'est un aliment antidiabétique. Le gramme noir germé, pris avec une demi-tasse de jus de courge amère frais, constitue un remède efficace pour traiter les types de diabète légers. Il doit être pris une fois par jour, pendant trois à quatre mois, avec un apport limité en glucides.

En cas de diabète grave, l'utilisation régulière de cette combinaison est un complément efficace aux autres traitements. C'est également un aliment de santé utile pour prévenir les. Complications dues à la malnutrition dans le diabète. Le lait préparé par broyage de gramme noir entier germé est également recommandé pour les diabétiques.

8. **Arachide**

L'arachide est précieuse dans le traitement du diabète. La consommation quotidienne d'une poignée d'arachides par les diabétiques permet non seulement de prévenir la malnutrition, en particulier la carence en niacine, mais aussi de freiner le développement de complications vasculaires.

Lisez Alexandra Retion, diététicienne-nutritionniste en

CLIQUANT ICI